AF385297

PUBLICATIONS DE LA SOCIÉTÉ FRANÇAISE D'HYGIÈNE

GUIDE DU VACCINATEUR

LES DEUX VACCINS

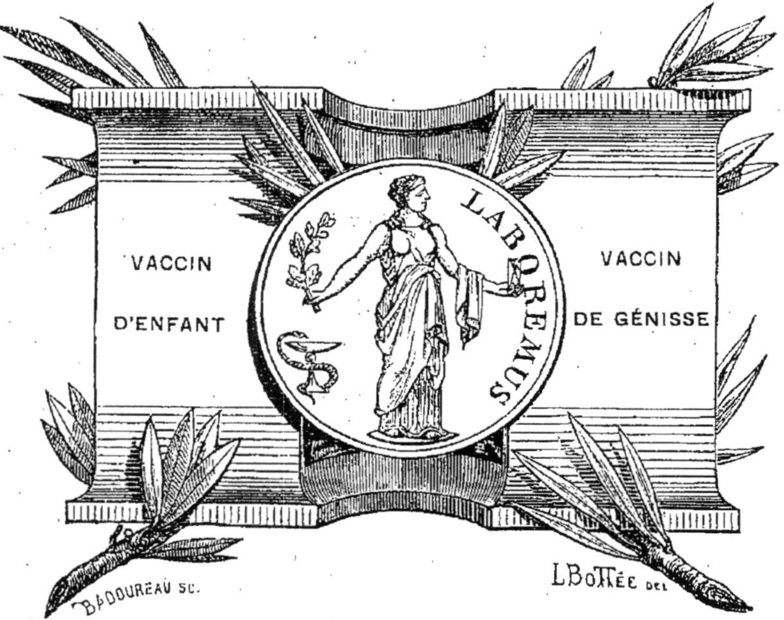

PARIS

AU BUREAU DE LA SOCIÉTÉ | DELAHAYE & LECROSNIER

30, Rue du Dragon, 30 | ÉDITEURS

Place de l'Ecole-de-Médecine

1881

BUREAU DE LA SOCIÉTÉ FRANÇAISE D'HYGIÈNE
1881

Président d'honneur : S. M. DON PEDRO II, Empereur du Brésil
Président : M. MARIÉ-DAVY ;
Vice-Présidents : MM. MOUTARD-MARTIN, DURAND-FARDEL,
BONNAFONT, MULLER ;
Secrétaires : MM. DE PIETRA SANTA, SAFFRAY, JOLTRAIN,
MÉNIÈRE (d'Angers), LANDUR, G. MEYNET.
Membres du Conseil d'Administration :
MM. DURAN-CLAYE, PÉAN, LIMOUSIN, PASSANT, TOLLET, CALVO,
MALLEZ, BROCHARD, LADREIT DE LACHARRIÈRE,
DOMERC *(Paris)*.
MM. MAURIN, LECADRE, RAMPAL, NIVET, EVRARD, HOUZÉ DE
L'AULNOIT, LEVIEUX, G. TRAPENARD, FARINA,
TOURASSE *(Province)*.
Trésorier : M. TRÉHYOU.
Bibliothécaire : M. DROMAIN.
Chef du Laboratoire : M. E. LEBAIGUE.
Archiviste : M. C. GUIGNARD.

Organe de la Société

JOURNAL D'HYGIÈNE

CLIMATOLOGIE

EAUX MINÉRALES, STATIONS HIVERNALES ET MARITIMES, ÉPIDÉMIOLOGIE

Bulletin des Conseils d'Hygiène et de Salubrité

PUBLIÉ PAR

Le Dr PROSPER DE PIETRA SANTA

Le Journal paraît tous les Jeudis.

20 Francs par An   **30, rue du Dragon.**

PARIS

GUIDE DU VACCINATEUR

LES DEUX VACCINS

VACCIN D'ENFANT — VACCIN DE GÉNISSE

PUBLICATIONS DE LA SOCIÉTÉ FRANÇAISE D'HYGIÈNE

GUIDE DU VACCINATEUR

LES DEUX VACCINS

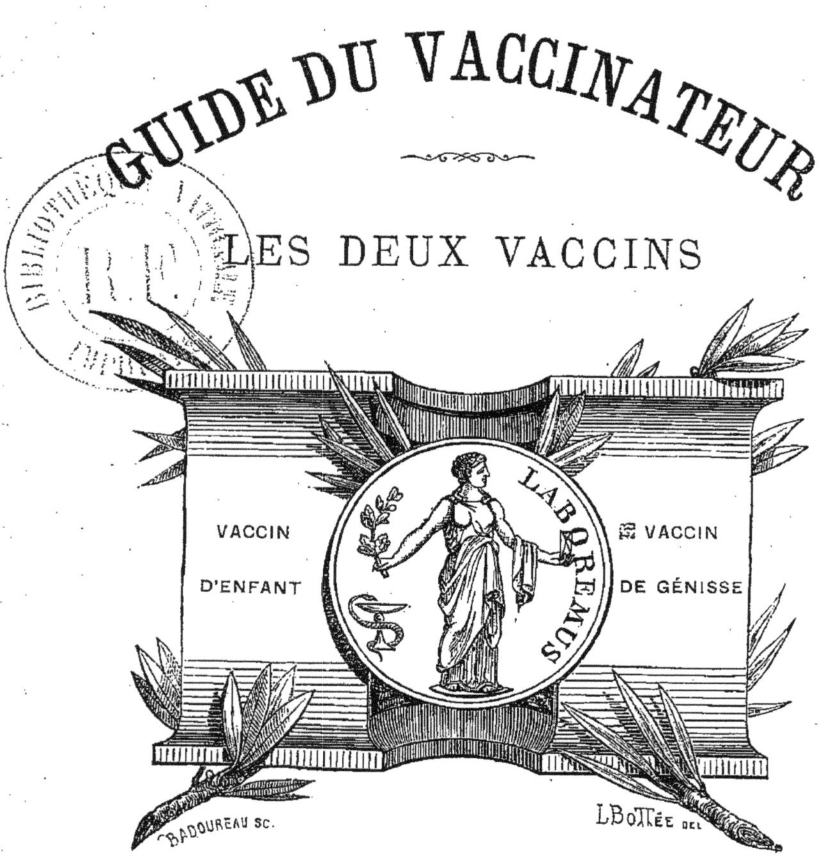

PARIS

AU BUREAU DE LA SOCIÉTÉ

30, Rue du Dragon, 30

DELAHAYE & LECROSNIER

ÉDITEURS

Place de l'Ecole-de-Médecine

1881

AVANT-PROPOS

Obéissant à une pensée humanitaire et patriotique, la *Société française d'hygiène* a entrepris de doter la France d'un de ces établissements vaccinogènes créés avec succès à Paris et dans plusieurs capitales de l'Europe.

Pour entrer d'emblée dans la voie des applications pratiques, la Société a organisé un service de vaccinations gratuites qui fonctionne depuis trois ans dans l'une des salles de la *Société d'Encouragement pour l'Industrie nationale*, 44, rue de Rennes, et qui met à la disposition des médecins et du public, du vaccin d'enfant (jennérien), et du vaccin animal (génisses de M. Chambon).

En présence du nombre considérable de renseignements qui sont réclamés journellement par les confrères de Paris et de la Province, sur l'organisation même du service de vaccination de la Société et sur son mode de procéder, le Bureau a pensé qu'il y avait lieu de confier à une Commission, composée de MM. CHAMBON, DROMAIN, FOUQUE, GIRAULT et de PIETRA SANTA, le soin de rédiger, sous forme de conseils et d'instructions, des détails précis sur la culture et le mode d'emploi des deux vaccins.

Ce travail, véritable *Memento* du vaccinateur, sera donc essentiellement pratique et complètement en dehors de toute controverse théorique.

NOTIONS PRÉLIMINAIRES

La **Variole,** vulgairement appelée Petite vérole, est une maladie de nature épidémique, essentiellement contagieuse, carac-
térisée par une éruption spéciale sur la peau et accompagnée
d'une réaction fébrile intense.

On appelle **Vaccine** la maladie pustuleuse et contagieuse particulière aux vaches, qui, inoculée aux enfants, les préserve de
la petite vérole.

La **Vaccination** (inoculation de la Vaccine), est l'opération
qui consiste à mettre le virus-vaccin en contact avec les vais-
seaux absorbants de la peau, au moyen de petites piqûres (par
pointes de lancettes ou d'aiguilles à vacciner).

On appelle **Vaccin** le virus particulier, le germe doué de la
propriété antivariolique. Il a été ainsi nommé parce qu'il a été
recueilli dans les pustules qui surviennent quelquefois aux pis
des vaches.

Le **Cow-pox** (de *cow* : vache, et *pox* : variole) est le nom
donné en Angleterre à l'éruption (pustule ombiliquée) qui se
manifeste sur les trayons des vaches, et qui contient le virus-
vaccin.

Le **Horse-pox** (de *horse* cheval, et *pox* : variole) est l'éruption pustuleuse vaccinogène, ayant son siège sur tout le corps
et particulièrement aux jambes, qui se développe sur le cheval.

Au dire d'auteurs compétents, cette éruption spontanée chez le cheval serait l'origine première de la vaccine.

Le **Vaccin jennérien** est le virus pris par Jenner sur le pis de la vache, et inoculé à l'enfant : virus transmis depuis 1796, sans interruption, d'enfant à enfant.

Le **Vaccin animal** est le virus transplanté de la vache à une jeune génisse, et perpétué par des cultures successives sur l'animal.

La **rétro-vaccination** est une opération qui consiste à inoculer sur la génisse, le virus-vaccin pris sur un enfant, pour le conserver par des cultures successives. Ce procédé est généralement proscrit. Les deux seules méthodes logiques sont l'inoculation d'enfant à enfant (*vaccin jennérien*), et l'inoculation de génisse à génisse (*vaccin animal*).

En Angleterre, les médecins vaccinateurs professent la croyance que le virus-vaccin actuel provient originairement de celui qui fut recueilli par Jenner et inoculé au jeune Phips. En France, le virus-vaccin de l'Académie de médecine a été renouvelé une fois, en 1836, par M. Bousquet (vaccin de Passy, femme Fleury), et une seconde fois, par M. Depaul, en 1870 (vaccin de Beaugency).

Le vaccin animal a déjà été renouvelé plusieurs fois en Italie de 1840 à ce jour.

La Société française d'hygiène a utilisé et employé avec succès, du vaccin provenant du **Horse-pox** dit *Vaccin des Champs-Élysées* (1880).

VACCIN JENNÉRIEN

Vaccin d'Enfant

—

Le vaccin est un liquide visqueux, inodore, incolore, d'une saveur âcre et salée : l'analyse chimique y décèle de l'eau et de l'albumine ; le microscope y démontre des microbes spiriformes, les uns groupés sur des cellules épithéliales, les autres flottant dans le sérum, des corpuscules gras et quelques globules sanguins. Le vaccin se dessèche rapidement sur une surface plane en conservant sa transparence ; liquide ou desséché, il se dissout facilement dans l'eau.

L'évolution de la vraie vaccine (la seule qui préserve de la petite vérole) est ainsi établie par les instructions de l'Académie de médecine (Drs Bousquet, Depaul, Blot).

Du premier au troisième jour. — Entre l'insertion du virus pris sur le bras d'un enfant et l'apparition des boutons, il s'écoule au moins trois jours pendant lesquels on n'aperçoit presque aucune trace de l'opération.

Du troisième au quatrième jour. — Du troisième au quatrième jour, un peu plus tôt en été qu'en hiver, on distingue sur chaque piqûre un petit point rouge plus sensible au toucher qu'à la vue : la période de papulation commence alors.

Cinquième jour. — Le cinquième jour, à compter de celui de l'inoculation, ou le deuxième de l'éruption, le bouton est un peu plus prononcé, et l'on sent sous le doigt un petit engorgement très circonscrit.

Sixième jour. — Parvenu au sixième jour, ce petit bouton cesse de se développer en pointe ; il s'élargit, s'aplatit, se déprime au centre, et prend une teinte blanchâtre tirant un peu sur le bleu, qui joue le reflet de l'argent ou de la nacre. En même temps, la base de chaque bouton s'entoure d'un petit cercle rouge qui s'étend chaque jour davantage.

Septième et huitième jours. — Les septième et huitième jours, mêmes symptômes avec un peu plus de développement. A cette époque, la pustule dans son éclat est large de 7 à 8 millimètres, d'un blanc légèrement azuré, entourée d'une auréole rouge plus ou moins étendue, déprimée dans le milieu et terminée par des bords durs, saillants et plus élevés que le reste de la surface.

Neuvième et dixième jours. — Les neuvième et dixième jours, l'auréole s'élargit ; elle prend une couleur vive, vermeille, et s'étend jusqu'à 18 et 20 millimètres ; l'engorgement des parties sous-jacentes est d'autant plus prononcé que l'auréole est plus étendue.

Onzième jour. — Le onzième jour, l'auréole se rétrécit, la rougeur diminue, le bouton commence à se flétrir, le reflet argenté s'altère et brunit.

Douzième et treizième jours. — Du douzième au treizième jour, le bouton se dessèche et se transforme bientôt en une croûte dure, noirâtre, qui tombe du vingtième au vingt-cinquième jour, en laissant une cicatrice indélébile.

On vaccine de bras à bras en prenant la lymphe vaccinale du sixième au septième jour : dans la pratique ordinaire, on attend le huitième jour, pour des raisons de commodité ou de facilités de service. Pour la recueillir, on fait de légères piqûres sur le bouton et l'on voit bientôt le virus s'épanouir à la surface, comme une légère rosée (fig. 1).

Le procédé qui consiste à enlever entièrement toute la pellicule, pour mettre à nu le bouton, donne plus de lymphes, mais il est plus douloureux et il expose davantage l'enfant à des phénomènes locaux d'irritation, d'inflammation, voire même de rougeur érésypélateuse.

On pratique ordinairement la vaccination sur la partie externe du bras, au niveau du triangle deltoïdien, mais on peut inoculer le vaccin sur d'autres parties du corps, selon la convenance des personnes.

On fait, en général, trois piqûres à chaque bras, soit en triangle, soit en ligne longitudinale, en ayant soin de laisser entre chaque point d'inoculation un intervalle de 2 à 3 centimètres, afin que les auréoles ne se confondent pas.

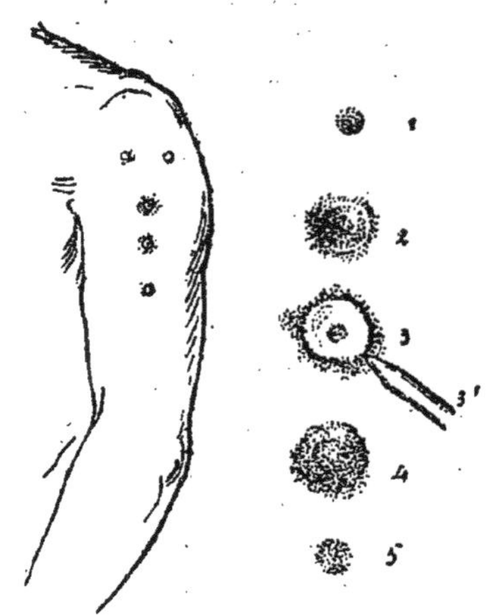

Fig. 1.

La vaccination doit être pratiquée dès les six premiers mois de l'existence. Les enfants seront vaccinés d'autant plus jeunes qu'ils se trouveront dans des conditions hygiéniques plus mauvaises : dans les hospices, hôpitaux ou asiles, il n'y a aucun inconvénient à vacciner dès les premiers jours qui suivent la naissance. L'enfant pris comme vaccinifère doit être choisi absolument sain : le médecin examinera avec soin les antécédents morbides de la famille, de peur d'inoculer, en même temps que le vaccin, quelque maladie diathésique.

Le mode opératoire de la vaccination est des plus simples. Tout instrument piquant peut servir d'une façon efficace lorsque le vaccin est de bonne qualité. On peut donc employer indistinctement une lancette ordinaire ou l'une des nombreuses variétés de lancettes dites lancettes à vaccin. Certains vaccinateurs emploient l'aiguille cannelée, d'autres une lancette en forme de flèche, cannelée ou non. Tous ces instruments sont également bons, et l'on peut dire que le meilleur est celui dont on sait le mieux se servir.

La première opération consiste à charger la lancette. Dans la vaccination de bras à bras, la pustule vaccinogène ayant été préalablement ouverte, il suffit de tremper la pointe de l'instrument dans le virus-vaccin, au moment où il émerge de la pustule.

L'instrument ainsi chargé, on saisit, de la main gauche, le bras sur lequel on veut opérer, de façon à tendre légèrement la peau à la face externe du membre. On tient l'instrument entre le pouce, l'index et le médius, et l'on pique légèrement la peau, soit perpendiculairement, soit obliquement, en ayant soin de retourner la pointe de l'instrument dans la plaie, de façon à l'essuyer, pour ainsi dire, entre le derme et l'épiderme, et à déposer ainsi la plus grande quantité possible de virus. Tel est le procédé classique; il est souvent préférable de faire une petite incision de 2 à 3 millimètres, et de déposer au niveau même de cette incision une certaine quantité de lymphe vaccinale. On laisse ensuite sécher le sang qui sort de la piqûre, avant de recouvrir les parties vaccinées. Toutefois, il ne faut pas pousser cette précaution à l'extrême. Et, si l'inoculation a été faite avec soin, il est préférable de ne pas laisser le petit opéré longtemps découvert.

Une des grandes préoccupations des mères de famille, après la vaccination, est de connaître quel régime spéc'al il faut faire suivre à l'enfant, et quelles précautions particulières sont à prendre pour assurer le succès de l'opération, en évitant toutes suites fâcheuses. On peut répondre en les assurant qu'il n'y a dans ce cas aucun traitement ni pansement spécial. La fièvre vaccinale, elle-même, est une chose fort douteuse, et qui, en tous cas, ne nécessite aucun soin particulier. Les enfants peuvent sortir sans danger : il suffira simplement d'éviter de faire prendre des bains aux enfants vaccinés, tant que les pustules ne seront pas complètement desséchées et que les croûtes ne seront pas tombées. Enfin, si l'on constatait une certaine inflammation au niveau des pustules, il serait bon de saupoudrer les parties tuméfiées, avec un peu de poudre de riz, d'amidon ou de fécule de pomme de terre.

Le résultat de la vaccination doit toujours être constaté par le médecin, qui s'assurera que la vaccine est bonne et légitime. Le diagnostic différentiel de la vraie et de la fausse vaccine, est facile, et la description, empruntée à l'Académie de médecine, que nous avons donnée plus haut, suffirait certainement. Ajoutons, toutefois, que lorsqu'il s'agit de la fausse vaccine, il se forme un bouton presque aussitôt après la vaccination ; que ce bouton n'est pas ombiliqué ; qu'il est de couleur jaune et terminé en pointe, et qu'il ne laisse pas de cicatrice. S'il nous était permis d'établir une comparaison, nous dirions qu'il y a entre la vraie et la fausse vaccine, la même différence qu'entre la variole et la varicelle.

Une précaution indispensable pour le vaccinateur, lorsqu'on a plusieurs opérations à pratiquer, est de laver avec soin la lancette après chaque vaccination. Ce lavage sera fait avec de l'eau chaude ou avec de l'alcool rectifié : les lancettes cannelées étant plus difficiles à nettoyer et à essuyer, nous conseillerons d'employer de préférence les lancettes en forme de lance et sans cannelure.

Le moyen de cultiver le vaccin jennérien et de l'entretenir, est des plus simples :

Il consiste à vacciner, toutes les semaines, plusieurs enfants, avec un premier enfant dit vaccinifère, et à se servir, la semaine suivante, de ces enfants vaccinés comme vaccinifères ; et ainsi de suite sans interruption. Toutefois, pour les vaccinations à distance, il a fallu trouver le moyen de conserver artificiellement le vaccin. Le vaccin jennérien peut se recueillir et se conserver de quatre façons principales, sur *des lancettes*, sur *des plaques de verre*, sur *des pointes d'ivoire* et dans *des tubes*. Ce vaccin peut se conserver ainsi plusieurs mois, à condition d'être placé à l'abri de l'air dans un milieu frais ; la trop grande chaleur comme le froid excessif, pouvant amener une sorte de décomposition qui le rendrait impropre à l'inoculation.

Pour conserver le vaccin sur *une lancette*, il suffit de déposer une gouttelette de virus-vaccin sur la pointe de la lame et de laisser ce virus s'y dessécher. On referme ensuite la lancette, en roulant à sa base, au niveau du pivot, une bandelette de papier, de façon à empêcher le contact de la lame de la lancette, avec les deux plaques d'écaille ou de corne qui en forment le manche. Lorsqu'on veut ensuite se servir de cette lancette pour pratiquer la vaccination, il suffit de la mouiller légèrement avec un peu d'eau tiède ou de vapeur d'eau, à l'effet de dissoudre le vaccin.

On peut même dissoudre simplement le vaccin desséché sur la lancette, dans la gouttelette de sang qui vient sourdre au niveau de la piqûre préalablement pratiquée.

Pour conserver le vaccin *en plaques,* on charge deux plaques de verre de deux centimètres carrés sur une pustule de vaccin ouverte au moyen d'une petite incision ; on applique ces deux plaques l'une contre l'autre (fig. 2). En enveloppant ensuite hermétiquement ces deux plaques ainsi juxtaposées, avec une feuille d'étain, le vaccin se dessèche, et, pour l'employer, il suffit de le dissoudre avec un peu d'eau, et d'utiliser cette dissolution pour charger la lancette.

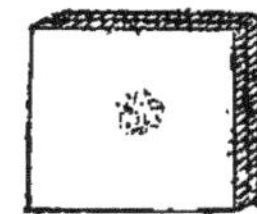

Fig. 2.

Le procédé de conservation du vaccin sur des *pointes d'ivoire* (fig. 3), est absolument le même que celui qui

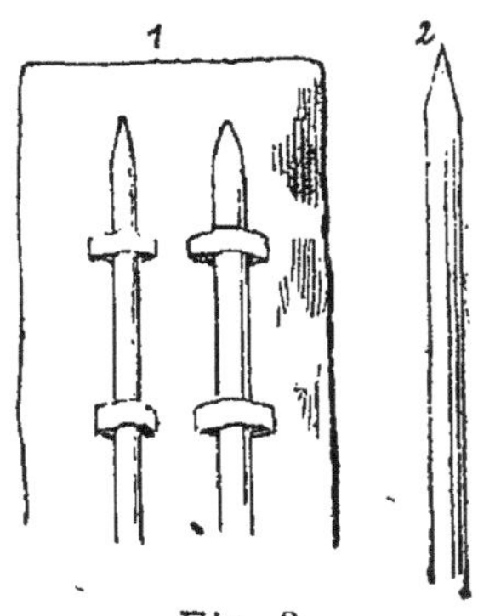

Fig. 3.

consiste à le recueillir sur la lancette ordinaire : l'avantage est de pouvoir ainsi expédier le virus sur une feuille de papier ou

une carte dans laquelle on pratique deux fentes parallèles ser-
vant à intercaler les pointes d'ivoire, ainsi que l'indique le
numéro 1 de la figure 3. Le mode opératoire seul est différent.
Une incision ou plutôt une scarification, est d'abord pratiquée
avec une lancette ordinaire, puis on dissout le virus concrété et
desséché sur la pointe d'ivoire, dans la goutte de sang qui
apparaît au niveau de la scarification.

Pour conserver le vaccin jennérien dans des *tubes*, on emploie
des tubes capillaires présentant à la partie moyenne une sorte
de renflement ou d'ampoule. Ces tubes sont difficiles à remplir
avec le vaccin tiré d'une pustule prise sur le bras d'un enfant,
d'abord parce que la quantité de vaccin est très peu considérable, et ensuite parce que le virus étant souvent mélangé à un
peu de sang, il se produit parfois de petits caillots fibrineux qui
empêchent le vaccin de monter dans le tube par capillarité et de
le remplir complètement.

VACCIN DE GÉNISSE

Vaccin animal

On entend par *vaccination animale* le procédé qui consiste à semer sur le ventre d'un jeune veau ou d'une génisse, à la partie postérieure et inférieure de l'abdomen, le *cow-pox* spontané, découvert sur le pis d'une vache laitière, ou le *horse-pox* spontané, recueilli sur les naseaux d'un cheval; à prendre, ensuite, vers le cinquième ou le sixième jour de l'éruption provoquée de ces pustules, le vaccin ou lymphe vaccinale qu'elles renferment, pour le transporter sur l'enfant, à l'effet de procéder à la vaccination. Cette culture successive et régulière du cow-pox ou du horse-pox spontanés, se fait ainsi sur le même terrain de la vache, sans migration préalable dans l'organisme humain. Le cow-pox ainsi produit artificiellement, présente, du reste, les mêmes avantages que le cow-pox spontané, et ses effets sont aussi puissants et aussi durables. D'autre part, il ne semble pas que l'animal inoculé souffre notablement; sa chair ne perd nullement de sa saveur, et le seul inconvénient est de lui faire perdre une certaine quantité de son poids, et un peu de sa valeur marchande.

La valeur préservatrice du vaccin animal n'est plus à démontrer ; elle ne peut être contestée que par des adversaires systématiques, car il est impossible, la plupart du temps, aux personnes les plus expérimentées, de distinguer une vaccination faite avec du vaccin animal, d'une vaccination faite avec du vaccin jennérien.

Le choix de l'animal à inoculer n'est pas sans importance, mais le sexe n'a aucune influence sur le résultat de l'opération. On prendra de préférence une génisse, à défaut un veau de

forte constitution, les pustules vaccinales étant généralement
d'autant moins développées que l'animal est moins bien portant.
D'autre part, les premiers mois de l'existence (3 ou 4 mois),
sont incontestablement préférables, parce qu'on est à peu près
sûr que l'animal qu'on veut inoculer, n'a pas déjà été atteint de
cow-pox spontané, ce qui diminuerait certainement les chances
de succès.

La génisse inoculée peut être gardée dans une pièce quel-
conque, une écurie ou une étable ordinaire ; les seules conditions sont que cette pièce soit bien aérée, et que l'animal repose
sur une litière de paille fraîche. La nourriture doit se composer
d'ordinaire de lait, d'œufs entiers et de pains azymes.

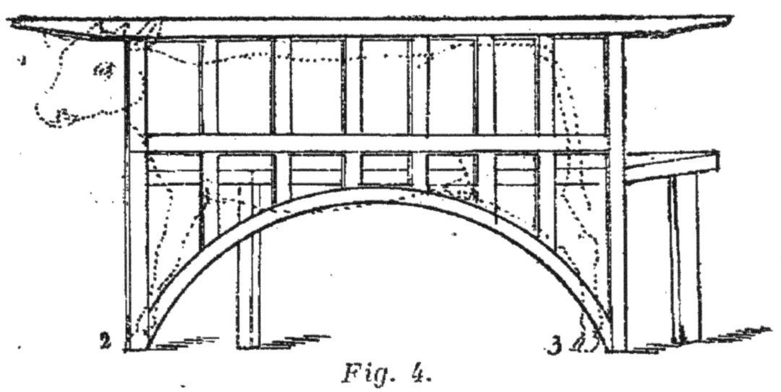

Fig. 4.

Pour inoculer une génisse, on la place sur une table en l'y
attachant solidement, de façon à éviter les mouvements. On emploie aussi une sorte de claie mobile pouvant se placer à volonté
horizontalement ou verticalement. Cette claie étant d'abord en
position verticale, la génisse, placée à côté d'elle et debout, est
fixée solidement par la tête et les membres, puis on imprime à
la claie un mouvement de bascule, et la génisse se trouve ainsi
dans l'impossibilité de faire aucun mouvement qui puisse gêner
l'opérateur (fig. 4).

Il est, alors, facile de pratiquer l'inoculation. Celle-ci se fait
de préférence à la partie postérieure droite de l'abdomen, entre
les trayons et les plis de l'aine (fig. 5); la peau y est, en effet,
non seulement très fine, mais, en outre, cette région est plus

que toute autre à l'abri du contact des corps étrangers. La peau est d'abord rasée sur une étendue de 10 centimètres de largeur et sur 15 centimètres environ de longueur. On peut raser, soit à sec, soit à l'aide de savon, à condition d'essuyer ensuite avec soin la mousse, qui pourrait empêcher le vaccin de prendre d'une façon efficace.

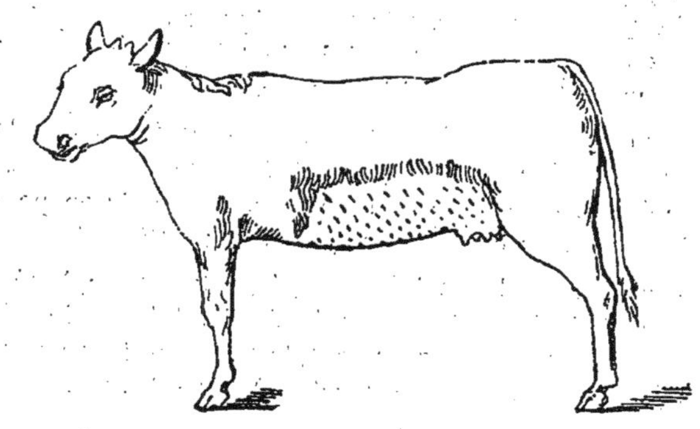

Fig. 5.

On pratique ensuite, soit des piqûres avec des lancettes chargées de vaccin, soit, ce qui est préférable, des incisions parallèles ou alternées, en recouvrant ces incisions de liquide vaccinal. Ces scarifications doivent être assez superficielles et laisser écouler peu de sang; du reste, cet écoulement de sang n'empêche pas, en général, le vaccin de se développer d'une manière convenable.

L'inoculation produit une démangeaison assez vive qui donne aux génisses une certaine tendance à se lécher. Il est facile de les en empêcher en les affublant soit d'un panier formant muselière, soit d'un collier de bois qui les met dans l'impossibilité de remuer la tête. Enfin, s'il y a plusieurs génisses dans une étable, on a soin de les séparer d'une façon convenable, en les plaçant à une distance suffisante pour qu'elles ne se lèchent pas mutuellement.

D'après certains auteurs, les animaux inoculés ressentent une espèce de fièvre particulière, qui les agite et provoque parfois un peu de diarrhée.

L'évolution des pustules se fait, en général, rapidement : quelques heures après l'inoculation, apparaît une légère rougeur qui disparaît bientôt et ne laisse plus voir qu'un petit caillot sanguin, au niveau de la piqûre. Au bout de deux jours l'éruption se montre, et l'on sent surtout, avec la pulpe du doigt, une papule qui devient bientôt une pustule manifeste dès le troisième jour. Le quatrième jour, elle s'ombilique en se remplissant d'un liquide citrin, transparent, qui devient de plus en plus épais, et même purulent vers le huitième jour.

C'est surtout les quatrième et cinquième jours que le vaccin est bon à prendre et qu'il produit les meilleurs effets. Il perd ensuite de sa valeur de jour en jour. Toutefois on peut encore obtenir de bonnes inoculations jusqu'au septième jour.

Le vaccin animal ainsi développé peut être employé de deux façons, soit frais, soit conservé. A l'état frais, la récolte du vaccin animal se fait absolument de la même façon que pour le vaccin jennérien, lorsqu'on vaccine de bras à bras.

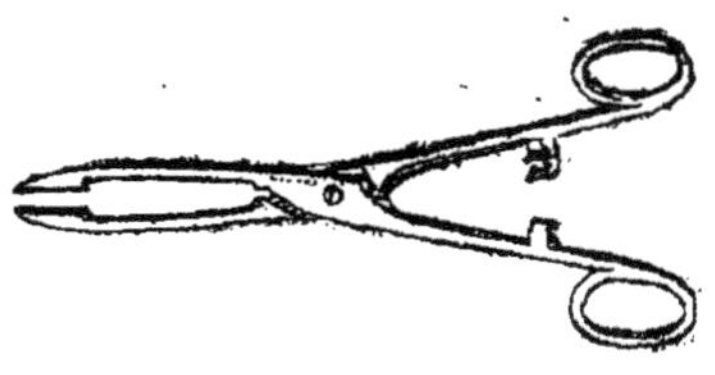

Fig. 6.

La pustule est d'abord ouverte en enlevant la pellicule (*en la mouchant*) qui recouvre le virus ; et, pour faciliter l'écoulement du vaccin en le rendant plus abondant, on presse simplement la pustule à sa base au moyen d'une pince assez semblable aux pinces à pansements ordinaires, mais qui présente cette particularité qu'elle peut être maintenue et fortement serrée au moyen d'un crochet situé entre les deux branches à anneaux (fig. 6). Il ne faut jamais tirer d'une pustule une trop grande quantité de vaccin, car, à la fin, on n'en n'obtiendrait plus qu'une sérosité d'efficacité douteuse.

Les lancettes employées pour la vaccination animale sont complètement semblables à celles que nous avons décrites pour le vaccin jennérien; on en trouvera le modèle et le dessin, figure 7. Celle qui présente le plus d'avantages est incontestablement la lancette dite lancette de Chambon (fig. 7; n° 2).

La pustule prise pour fournir le vaccin ayant été ouverte et se trouvant comprimée à sa base, au moyen de la pince décrite plus haut, le virus-vaccin abonde au niveau de la pustule, et il est alors facile de le recueillir pour charger la lancette.

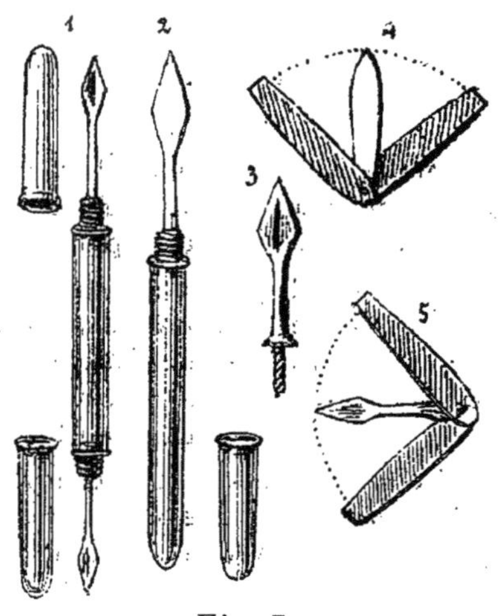

Fig. 7.

Quant au mode opératoire de vaccination, ce que nous avons dit au sujet du vaccin jennérien, s'applique également, ici, en tous points, au vaccin animal. L'abondance du vaccin permet de déposer préalablement sur les points à inoculer, une gouttelette au milieu de laquelle on porte la pointe de la lancette.

Lorsqu'on a un certain nombre de vaccinations à pratiquer, afin d'éviter de revenir à chaque instant près de l'animal vaccinifère, pour charger la lancette, on peut employer une bague dont le modèle est indiqué, figure 8. Cette bague se compose d'un anneau ordinaire en métal, présentant un chaton de verre légèrement concave, sur lequel on dépose une certaine quantité de lymphe vaccinale ; mais il faut avoir soin de laver la lancette, chaque fois qu'on passe d'un enfant à un autre, afin d'éviter de transmettre en même temps que le virus-vaccin, tout autre virus qui deviendrait un danger pour la personne inoculée.

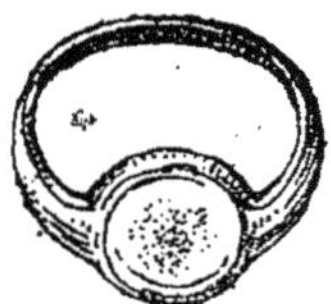

Fig. 8.

Le vaccin animal se conserve comme le vaccin jennérien ; et l'expérience nous apprend même que cette conservation en est non seulement plus facile, mais encore plus durable.

Rappelons, d'abord, que le vaccin animal peut être recueilli sur des *lancettes ordinaires*, sur des *pointes d'ivoire* ou des *plaques de verre*, de la même façon que le vaccin jennérien ; mais cette conservation n'est que de courte durée et ne donne, le plus souvent, que des succès douteux ou incertains.

Le seul procédé de conservation du vaccin animal, est de le recueillir dans des *tubes de verre* capillaires, présentant une sorte d'ampoule à la partie moyenne (fig. 9, n° 1).

Pour recueillir ainsi le vaccin, il faut agir de la façon suivante : l'animal est d'abord placé et solidement atttaché sur la table qui a servi à l'inoculer lui-même, et que nous avons décrite plus haut. Une des pustules vaccinales, fortement serrée avec la pince à pression, est ouverte au moyen de la lancette, et on laisse, pendant quelques instants, émerger le virus à la surface de la pustule ; prenant ensuite un tube de verre de 2 à 3 millimètres, effilé à son extrémité, on l'applique perpendiculairement sur la pustule, et il ne tarde pas à s'emplir complètement par suite du phénomène de la capillarité (fig. 3, n° 3 ;) le vaccin ainsi recueilli après repos d'une ou deux heures, est ensuite déposé sur une plaque de verre, où il ne tarde pas à se diviser en deux parties: l'une formant un petit coagulum ou caillot, et l'autre, liquide, que l'on peut alors introduire également, par capillarité, dans les tubes destinés à conserver le vaccin. Pour empêcher la décomposition du vaccin, on ferme immédiatement ce tube, soit au moyen de suif ou de cire à cacheter, soit encore, ce qui est préférable, avec du bitume de Judée (1).

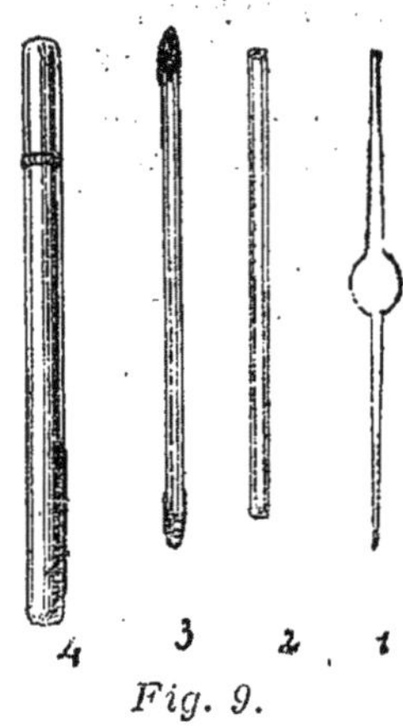

Fig. 9.

Les tubes de vaccin ainsi préparés sont expédies dans des étuis métalliques (fig. 3, n° 4) garnis intérieurement d'un peu de ouate à l'extrémité supérieure.

Lorsqu'on veut, maintenant, employer le vaccin contenu dans ce tube pour charger une lancette destinée à vacciner, on commence par casser au moyen d'une légère pression de l'index et du pouce les deux extrémités du tube ; puis, on prend un tube plus gros insufflateur dont le modèle est indiqué, figure 3, n° 2, et dont le diamètre est un peu inférieur à celui de l'ampoule du tube contenant le vaccin ; le petit tube étant alors introduit dans le gros, il suffit de souffler légèrement par l'extrémité

---

(1) On avait essayé, autrefois, de fermer les tubes en faisant fondre les deux extrémités au moyen de la chaleur, mais ce procédé a dû être abandonné, par la raison toute simple que la chaleur décompose le vaccin et le rend impropre à l'inoculation.

libre du tube le plus gros, pour faire s'écouler, sur la lancette, ou sur l'ongle du pouce gauche, le vaccin du tube capillaire. On pratique ensuite la vaccination, comme si le vaccin avait été pris directement sur la pustule de la génisse.

Un autre procédé de vaccination animale, généralement employé en Italie, consiste à emporter par section tranchante, la pustule tout entière, et à la mélanger intimement, en la malaxant avec un peu de glycérine. On obtient ainsi une sorte de pâte qui peut être expédiée facilement dans des tubes de plume d'oie ou dans deux verres de montre. Pour l'employer ensuite, on rend ce magma liquide par l'addition d'un peu de glycérine; c'est dans ces conditions qu'il est employé pour charger les lancettes. Ce procédé nécessite au point d'inoculation de petites scarifica-tions, sur lesquelles on promène ensuite le virus en recouvrant finalement la partie piquée par un morceau de toile ou de taffetas.

Revaccinations

Quelques mots seulement pour terminer cette étude, au sujet des revaccinations. Tout ce qui a été dit sur le mode opératoire des vaccinations s'applique également aux revaccinations. Il faudra, toutefois, prendre encore plus de précautions en pratiquant l'inoculation : au lieu de se contenter de simples piqûres, il est toujours préférable de faire des petites scarifications assez profondes, sur lesquelles on dépose une quantité de vaccin assez considérable.

TABLE DES MATIÈRES

PUBLICATIONS DE LA SOCIÉTÉ

(1877 à 1880)

N° 1. D^r DE PIETRA SANTA. *Société française d'hygiène*, sa raison d'être, son but, son avenir ; Conférence faite le 25 mai 1877 dans la salle du boulevard des Capucines, broch. in-8° de 35 p., 1877.

N° 2. Dr S.-E. MAURIN. Rapport des Lois et des mœurs avec la population ; Conférence faite le 12 octobre 1877 dans la salle ordinaire des séances, broch. in-8° de 24 pages, 1877.

N° 3. M. C. TOLLET. La Réforme de casernement et les Bains-Douches ; Conférence faite le 12 octobre 1877 dans la salle ordinaire des séances, broch. in-8° de 24 pages, avec tablaux et planches, 1877.

N° 4. M. A. JOLTRAIN. Le Tannage des peaux, nouveau procédé (perchlorure de fer) de M. Charles Pavesi de Mortara, broch. in-8° de 16 p., 1877.

N° 5. M. PLACIDE COULY. Organisation des secours publics à Paris. Participation de la Société à l'Exposition et Congrès de Leamington (Angleterre), broch. in-8° de 12 pages, 1877.

N° 6. R.-P.-A. HOULÈS. Le Choléra. Etudes et souvenirs, broch. in-8° de 16 pages, 1878.

N° 7. M. Ch. TERRIER. Etude sur les Egouts de Londres, de Bruxelles et de Paris, broch. in-8° de 35 p., 1878.

N. 8. E. TURPIN. Décoration sans poison des jouets en caoutchouc par des peintures à l'huile inoffensives, avec note de M. CAHOURS, de l'Institut, sur l'Eosine et la Fluorescine, broch. in 8° de 16 pages, 1878.

N° 9. Dr MARMISSE, de Bordeaux. Nécrologie médicale raisonnée, ou recherches statistiques et pathologiques sur les décès chez les médecins, broch. in-8° de 50 p., 1878.

N° 10. Dr VERRIER. La Comédie et la Musique dans leurs rapports avec la santé, broch. in-8° de 16 p., 1878.

Nº 11. Dʳ DE PIETRA SANTA. Les Hospices marins et les Écoles de rachitiques ; Conférence faite au Palais du Trocadéro (participation de la Société d'hygiène à l'Exposition de 1878), broch. in-8° de 40 pages, 1878.

Nº 12. M. PLACIDE COULY. Du Choix d'un état au point de vue hygiénique et social ; Conférence faite au Palais du Trocadéro (participation de la Société française d'hygiène à l'Exposition de 1878), broch. in-8° de 30 pages, 1878.

Nº 13. M. C. HUSSON, de Toul. Etude sur le café, le thé et les chicorées. broch. in-8° de 16 pages avec figures, 1878.

Nº 14. M. MARIÉ-DAVY. Assainissement de la Seine, le déversement des Eaux d'égout dans la forêt de Saint-Germain, broch. in-8° de 8 pages, 1879.

Nº 15. Dʳ R. BLACHE. Etude sur les Biberons, Rapport à la Société, broch. in-8° de 16 pages 1879.

Nº 16. M. DUVERDY. Assainissement de la Seine, communication sur les Eaux d'égout en Angleterre (Edimbourg, Londres, Croydon), broch. in-8° de 16 pages, 1879.

Nº 17. Dʳ SALET, de Saint-Germain. Utilisation agricole des Eaux d'égout (discussion pendante à la Société), broch. in-8° de 12 pages, 1879.

Nº 18. Dʳ DE PIETRA SANTA. Vaccination et Revaccinations, leur utilité actuelle ; Conférence faite à la salle des Conférences du boulevard des Capucines (juin 1877), broch. in-8° de 30 pages, 1879.

Nº 19. HYGIÈNE DE LA PREMIÈRE ENFANCE. Rédigée par une Commission de la Société, broch. in-18° de 36 pages, 1879.

Nº 20. EPURATION ET UTILISATION DES EAUX D'ÉGOUT, de la Ville de Paris (presqu'île de Gennevilliers et forêt de Saint-Germain). Travaux d'une Commission spéciale, broch. in-8° de 110 pages, 1880.

Ces publications se trouvent chez V. A. Delahaye et E. Lecrosnier, libraires-éditeurs, place de l'École-de-Médecine.

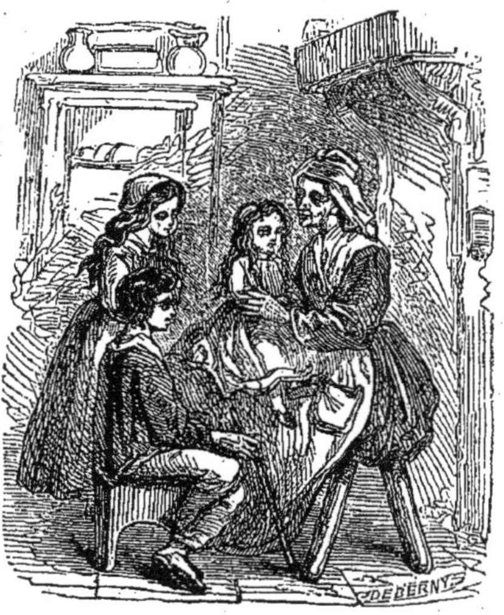

PARIS.—IMP. CHARLES SCHLAEBER, 257, RUE SAINT-HONORÉ.